Bluthochdruck natürlich senken

Ohne Medikamente und Chemie die Hypertonie in den Griff bekommen

1. Auflage

Inhalt

Vorwort

In diesem Ratgeber rund um das Thema Bluthochdruck werden Ihnen Grundlagen, Ursachen, Symptome und geeignete Wege und Mittel aufgezeigt, wie Bluthochdruck „natürlich“ gesenkt werden kann.

Fast jeder dritte Deutsche leidet unbewusst an Bluthochdruck und bemerkt es oftmals überhaupt nicht, da sich die Symptome nicht immer direkt ersichtlich zeigen und man „einfach“ mit den Auffälligkeiten lebt und sich mit der Zeit damit arrangiert.

Folgeerkrankungen von Bluthochdruck sind sehr oft Schlaganfälle und Herzinfarkt.
Pro Jahr erleiden in Deutschland 280.000 Menschen einen Herzinfarkt und 270.000 einen Schlaganfall.

Doch es gibt so viele Möglichkeiten und Präventionen, die man in seinem Alltag problemlos beherzigen und berücksichtigen kann, damit es erst gar nicht zum Bluthochdruck kommt. Vielleicht haben Sie, nachdem Sie den Ratgeber gelesen haben, Möglichkeiten für sich persönlich gefunden, die sich in Ihren Alltag und Lebensweise einbeziehen lassen und was Sie ändern möchten, um Ihren Blutdruck von Beginn an auf einem gesunden „Level“ zu halten.

Dieser Ratgeber ist für alle, die sich einfach über Bluthochdruck informieren möchten, oder bereits darunter leiden und eine geeignete Hilfestellung, beziehungsweise Tipps, zur „natürlichen“ Senkung des zu hohen Blutdrucks suchen.

Dieser Ratgeber wurde bewusst kurzweilig und informativ gehalten und nicht mit medizinischen Erklärungen und Fachbegriffen versehen, damit er für jedermann verständlich ist.
Natürlich muss Ihnen von Anfang an bewusst sein, dass die hier aufgeführten Informationen, Tipps und Hilfestellungen kein Gespräch mit Ihrem Hausarzt ersetzen können. Doch eine Grundlage für einen bewussteren Umgang mit Ihrem Bluthochdruck bietet dieser Ratgeber allemal.

Was ist Bluthochdruck?

Einen erhöhten Blutdruck hat jeder mal. Das ist weder schlimm noch problematisch für den Körper. Das Herz, die Pumpe und der Motor unseres Kreislaufs, lässt das Blut durch unsere Adern fließen – normalerweise in einem gleichmäßigen, regelmäßigen und monotonen Takt.

Doch wenn wir uns stärker körperlich betätigen, fängt unser Herz an, schneller zu schlagen und pumpt mehr Blut durch unsere Adern.

In solch einer angestrengten Phase hat jeder Mensch einen höheren Blutdruck als im Ruhezustand, der sich aber, wenn man gesund und körperlich einigermaßen fit ist, nach einer kurzen Zeit der Ruhe und Erholung wieder normalisiert. Aber bei einigen Menschen versagt eben auch diese „Funktion" der Regulierung – den Blutdruck zurück zum durchschnittlichen und für sein Alter entsprechenden Bereich zu senken.

Blutdruckgrenzwerte

In der nachfolgenden Tabelle sehen Sie, welche Blutdruckwerte normal und für das jeweilige Alter angemessen sind. Normalerweise sollte sich ein Blutdruck in dem angegebenen Rahmen befinden, leichte Abweichungen, von +- 5 bis 10 sind tageszeitenabhängig völlig in Ordnung und bedürfen keinerlei besonderer Aufmerksamkeit.

Sollten sich die Werte jedoch dauerhaft und über einen längeren Zeitraum gleichbleibend bei +- 20 bis 40 liegen, dann sollte man umgehend den Hausarzt aufsuchen, um die Ursachen abzuklären und vor allem den Blutdruck wieder stabilisieren zu können.

Alter	Blutdruck
Bis 5 Jahre	105/65
5-10 Jahre	110/70
10-15 Jahre	115/75
Ab 15 Jahre	120/80
Ab 70 Jahre	140/90

Ablauf im Körper

Beim Blutdruck wird der Druck des Blutes gemessen, der auf Grund des Herzschlages auf die Gefäßwände der Venen, Arterien und Kapillaren entsteht - Allgemein bezeichnet der Volksmund jedoch Blutdruck als den Druck in den größeren Arterien.

Aufgabe des Blutdrucks ist es, die Blutzirkulation im gesamten Organismus sicherzustellen, um ihn ausreichend mit Sauerstoff und Nährstoffen zu versorgen.
Ein gesunder Körper reguliert den Blutdruck durch Bewegung bedingt – sprich, durch eine erhöhte Herzleistung sowie durch eine Eng-, oder Weitstellung der Adern – Durch diese Funktion wird der Druck des Blutes erhöht oder verringert.

Der Blutdruck wird in mmHg (= Millimeter Quecksilbersäule) oder in kPa (= Kilopascal) ausgedrückt.

In einer Ruhephase schlägt das Herz etwa 70 mal pro Minute - Dabei spannt sich der Herzmuskel an und erschlafft dann wieder.
Bei der Anspannungsphase des Herzens ziehen sich die Herzkammern zusammen und pumpen das Blut aus dem Herzen über die Aorta in den Lungen- und Körperkreislauf.

Wenn sich das Herz am stärksten zusammengezogen hat, ist der Blutdruck am höchsten. Dieser Wert wird als systolischer Blutdruck bezeichnet. Bei der Entspannungsphase des Herzens weiten sich die Herzkammern anschließend wieder und füllen sich erneut mit Blut - in solchen Phasen wird kein Blut in den Lungen- und Körperkreislauf gepumpt.

Der niedrigste Wert des Druckes wird als diastolischer Blutdruck bezeichnet. Deshalb werden bei einer Blutdruckmessung immer zwei Werte angegeben, zum Beispiel mit 120/80 mmHg, umgangssprachlich 120 zu 80. Der erste Wert gibt die Systole, der zweite Wert die Diastole an.

Langzeitfolgen

Nimmt man seinen zu hohen oder auch zu niedrigen Blutdruck eine längere Zeit nicht wahr oder redet diese Abweichungen herunter, so wird der Körper auf kurze, beziehungsweise lange Zeit gesehen, stark darunter zu leiden haben.

Ein dauerhaft zu hoher oder zu niedriger Blutdruck muss (frühzeitig) wahrgenommen und erkannt werden, damit das Herz, das uns am Leben hält, auch bis ans Lebensende den enormen und andauernden Kraftakt leisten kann.
Ansonsten müssen Sie mit einer Einschränkung oder eines Tages wohl ganz auf Ihr eigenes Herz verzichten müssen.

Symptome

Oftmals werden beziehungsweise können die Symptome gar nicht so richtig zugeordnet oder überhaupt wahrgenommen werden, da diese von kaum zu spürbaren bishin zu stark spürbaren Körperreaktionen wechseln können.

Die nachfolgende Liste zeigt Ihnen diese Umstände genau auf. Sollten gleich mehrere Punkte auf Sie zutreffen, dann sollten Sie das Gespräch mit Ihrem Hausarzt suchen, um abzuklären, ob es an Ihrem Blutdruck liegen kann.

Symptome, die auf einen erhöhten Blutdruck zurückzuführen sein können:

Erhöhter Puls, Schwindel, Sehstörungen), Nasenbluten, Kopfschmerzen, Ohrensausen, Müdigkeit, Kurzatmigkeit, kalte Haut, Zittrigkeit, Luftnot, Brustschmerzen, vermehrtes Schwitzen, Engegefühl in der Brust.

Nochmal: Sollten Sie ein oder mehrere Symptome haben und noch nicht beim Arzt gewesen sein, um

Ihren Gesundheitszustand abzuklären, suchen Sie diesen bitte schnellstmöglich auf!

Ursachen von Bluthochdruck

Falsche Nahrungsmittel

Zu den falschen Nahrungsmitteln gehören alle, die von der Industrie hergestellt worden sind und deshalb meist mit unnötigen Zusatzstoffen, Säuerungsmitteln und weiteren Schadstoffen versetzt wurden, damit eine lange Haltbarkeit und ein größerer, aber unnatürlicher Geschmack erzielt und vorgetäuscht werden kann.

Eine weitere Quelle dieses Übels sind Fastfood-Ketten und Restaurants, bei denen Sie nicht wissen, ob wirklich frisch gekocht wird.

Vermeiden Sie deshalb das zu häufige Auswärtsessen, wenn Sie nicht ganz sicher sein können, dass der Koch alle Gerichte frisch zubereiten wird.

Zu viel Salz

Ein ausgewachsener Mensch benötigt eigentlich weniger als 2 Gramm Salz am Tag, doch die Realität sieht leider ganz anders aus. In fast jedem Bissen, den Sie zu sich nehmen, befindet sich Salz und Sie kommen deshalb meist am Tag auf über weit mehr als die maximal empfohlene Menge von 6 Gramm Salz. Besonders dann, wenn Sie viele Fertiggerichte zu sich nehmen sollten.
Eine Fertigpizza z.B. hat alleine schon 5 Gramm. Und Fertigteigwaren wie Aufbackbrötchen und Toast sind wahre Salzbomben, denn sie enthalten 1,0 Gramm Salz pro Brötchen und 0.4 Gramm Salz enthält eine Scheibe Toast.

Da Salz die Blutgefäße verengt, sollte der Umgang zu Salz sensibilisiert werden! Übersalzen Sie Ihre Mahlzeiten nicht – Wenn Ihnen „Geschmack“ an Ihrem Essen fehlen sollte, verwenden Sie anstelle von Salz lieber Gewürze und vor allem Kräuter!
Hier gibt es sehr leckere Variationen und Möglichkeiten.

Zu viele Genussmittel

Darunter zählen vor allem Zucker, Fett und Koffein, die kaum, bis gar nicht zu einer gesunden Lebensweise gehören sollten, besonders wenn Sie unter Bluthochdruck leiden. Wenn es die gesundheitlichen Umstände zulassen, ist natürlich nichts an einem morgendlichen Kaffee auszusetzen, aber dann auch nur mit einem Schuss Milch – Auf Kaffeesahne und Zucker sollten Sie verzichten! Ansonsten achten Sie auch bitte bei jeder sonstigen Mahlzeit oder jedem Getränk, das Sie zu sich nehmen, dass Sie weitestgehend die genannten Genussmittel geringhalten oder ganz weglassen und auf gesündere Alternativen zurückgreifen.

Wenn Sie unter Bluthochdruck leiden, sollten Sie auch weitestgehend auf Lakritz verzichten. Lakritz begünstigt die Wasseransammlung im Körper, da es sich ähnlich wie das Hormon Cortisol verhält und den Flüssigkeitsausgleich behindert. Die Folge ist dann Bluthochdruck.

Nikotin

Sobald Sie sich eine Zigarette anzünden, steigt Ihr Blutdruck innerhalb von Sekunden. Dass das Rauchen verantwortlich für eine Vielzahl von Herzinfarkten und Schlaganfällen ist, wurde in zig

Studien belegt. Auch wenn Sie noch nicht unter Bluthochdruck leiden, hören Sie am besten heute sofort auf zu rauchen.

Alkohol

Alkohol bewirkt eine direkte Erhöhung des Blutdrucks. Durch den Genuss von Alkohol steigt die Herzfrequenz und die Anzahl der Engstellen in den Gefäßen erhöht sich. Außerdem ist Alkohol sehr kalorienreich und führt bei regelmäßigem Konsum sehr oft zur Gewichtszunahme, was dann wieder zu einem erhöhten Blutdruck führen kann.

Ein langanhaltender hoher Alkoholkonsum ist oft die Ursache, wenn es zu Bluthochdruck kommt. Gegen ein gelegentliches Gläschen Wein oder Bier in geselliger Runde oder zum Feierabend ist nichts einzuwenden und wird Ihrer Gesundheit vermutlich nicht schaden, wenn Sie noch nicht unter Bluthochdruck leiden.
Sollte Letzteres jedoch schon der Fall sein, sollte der Alkoholgenuss jedoch so weit wie möglich reduziert werden.

Schlafmangel und Schlafstörungen

Auch wenn sich mit den Jahren Ihre Schlafdauer automatisch verkürzen wird, sollten Sie stets darauf achten, dass Sie ausreichend und vor allem ruhig und durchgehend schlafen können.

Schlafmangel und Schlafstörungen können zu einem erhöhten Blutdruck führen, da der Körper während seiner Ruhezeit immer wieder in Stress versetzt wird und Stresshormone freisetzt. Sollte es bei Ihnen zu

Schlafapnoe kommen, das sind immer wiederkehrende Atemaussetzer, so kann auch das zu Bluthochdruck führen oder wenn Sie schon Blutdrucksenker einnehmen müssen, kann die Wirkung dieser sich reduzieren.

Viele Studien haben bewiesen, dass sich Schichtarbeit, insbesondere die Nachtschichtarbeit negativ auf den Blutdruck auswirken. Nachtarbeit sollte bei Bluthochdruck, wenn es möglich ist, absolut vermieden werden.

Kurze Ruhephasen am Tag oder das bekannte Mittagsschläfchen, das jedoch nicht länger als zwei Stunden andauern sollte, da Sie diese Zeit im viel wichtigeren Nachtschlaf einbüßen könnten, wirken sich positiv auf den Blutdruck aus.

Bewegungsmangel

Wer fit bleiben will, muss in Bewegung bleiben! Das ist wohl die wichtigste Aussage zu diesem Thema. Wer sich regelmäßig bewegt, hält seinen Blutkreislauf und den Magen-Darmtrakt in Bewegung und ist somit langfristig gesehen gesundheitlich stabil. Dabei kommt es nicht darauf an, wie lange man sich bewegt, sondern einzig und allein, dass man sich bewegt – in jeglicher Art und Weise!

Wenn Sie keine Sportskanone sind und Ihnen der Sport schwerfällt, dann machen Sie täglich einen Spaziergang oder fahren Sie mindestens 20 Minuten Fahrrad. Selbst die kleinsten Bewegungen wirken sich positiv auf den Blutdruck aus. Hier kommt es nicht darauf an, dass Sie Bestleistungen erzielen, sondern dass Sie täglich in Bewegung sind.

Stress

Wie sich Stress auf unseren Blutdruck auswirkt, hat wohl schon jeder von uns am eigenen Körper erfahren. Wenn uns die Schamesröte in der Schule ins Gesicht stieg, weil wir eine Frage nicht beantworten konnten, ist das nur geschehen, weil wir unter Stress standen und der Blutdruck in die Höhe schoss. Oder wenn wir uns über irgendetwas aufregen und merken wie unser Herz schneller schlägt. Egal, in was für einer Stresssituation wir uns auch befinden, sie lässt unseren Blutdruck steigen.

Egal, ob im Beruf, Ihrer Freizeit, oder bei Verpflichtungen gegenüber der Familie und Freunden – Vermeiden Sie jegliche Art von Stress, um Ihren Blutdruck zu schonen! Zeitmanagement und ein strukturierter Tagesablauf, in dem Sie sich Zeit für sich selbst freihalten, sind hierbei sehr wichtig und bringen Entspannung und führen Sie vor allem stressfrei durch Ihren Alltag.

Ebenso wichtig wie ein für Sie stressfreier Tagesablauf ist die Beseitigung von psychischen Stressfaktoren - Deshalb: Klären Sie Konflikte zeitnah oder vermeiden Sie gar, klären Sie aufkommende Probleme oder führen Sie einen „Stammtisch" mit der Familie oder Freunde ein, damit man stets und regelmäßig über alles reden kann. Denn Unterhaltungen und Entspannungsphasen sind nicht nur Balsam für den Körper und Seele, sondern lassen auch Ihren Blutdruck sinken.

Ablagerungen im Venensystem

Die sogenannten Arterienverkalkungen entstehen, wenn sich in den Schlagadern Ablagerungen, wie unter anderem Blutfette (= Cholesterin), Fettsäuren, geringe Mengen Kalk, Kollagen (= Bindegewebe) und Proteoglykanen (= spezielle Proteine) an den Gefäßinnenwänden ansammeln.

Auf die Dauer gesehen werden sie somit nachhaltig geschädigt. Das ist nicht nur schlecht für Ihr Herz-/Kreislaufsystem, sondern kann im schlimmsten Fall auch zum Tode führen, da sich die Ablagerungen lösen können und sich an anderer Stelle, wie im Herzen oder Gehirn verhaken, um dort großen Schaden anzurichten.

Ablagerungen in den Venen haben im Grunde dieselben Ursachen wie der Bluthochdruck an sich. Durch eine fett- und zuckerarme Ernährung, viel Wasser und Bewegung lassen sich die Ablagerungen reduzieren und der Blutdruck senkt sich dann gegebenenfalls.

Medikamentöse Ursachen

Natürlich kann man einen zu hohen Blutdruck auch durch die Einnahme verschiedener Medikamente bekommen – Bluthochdruck als Nebenwirkung von Medikamenten wird vor allem von Rheumamedikamenten, der Anti-Baby-Pille (gerade in Verbindung mit dem Rauchen!) und durch die Einnahme von Kortison verursacht. In diesem Zusammenhang sollte man aber auch nicht die Wirkung von Viagra verschweigen – Eine langfristige und regelmäßige Einnahme dieses Medikaments kann ebenfalls zu einem gesundheitsschädigenden Bluthochdruck führen.

Wenn die Einnahme von Medikamenten therapeutisch notwendig ist, sollte man noch mehr darauf achten, dass den Blutdruck auf natürliche Weise zu senken, um Wechselwirkungen auszuschließen, wenn man zu eventuell bisherigen Medikamenten auch noch ein blutdrucksenkendes Präparat einnehmen muss. Jedes Medikament, das nicht eingenommen werden muss, wird Ihren Körper schonen.

Außerdem sollten Sie mit ihrem Arzt besprechen, ob es zu Ihrem Medikament Alternativen gibt, die den Blutdruck nicht steigen lassen.

Was macht die Schulmedizin gegen Bluthochdruck?

Blutdrucksenker und ihre Nebenwirkungen

Der Blutdruck wird normalerweise durch körpereigene Stoffe, wie zum Beispiel Adrenalin, die an die sogenannten Beta-Rezeptoren des Herzens und an den Nieren angesiedelt sind, erhöht. Um diesen Vorgang zu vermeiden, werden in der Schulmedizin Beta-Blocker eingesetzt – In der Folge verlangsamt sich der Herzschlag, der Blutdruck sinkt. Aber nicht nur am Herzen und der Niere befinden sich diese Beta-Blocker, deshalb ist die Nebenwirkungszahl von Beta-Blocker-Patienten sehr hoch – beispielhaft zu benennen sind hier unter anderem:

- Schwindel
- Müdigkeit,
- kalte Hände und Füße
- depressive Verstimmungen.
- zu langsamer Puls
- Herzinsuffizienz
- Asthmaanfälle,
- Gedächtnisstörungen,
- Erektionsstörungen
- Durchblutungsstörungen.

Für viele Menschen verringern die Nebenwirkungen der Beta-Blocker ihre Lebensqualität. Denn, wenn man ständig müde ist, Gedächtnisstörungen hat oder die Männer unter Erektionsstörungen leiden, lässt die Lebensfreude nach und nicht selten leidet darunter das Familienleben und die Partnerschaft.

Neben dem Beta-Blocker werden auch sogenannte ACE-Hemmer zur Blutdrucksenkung eingesetzt. Diese blockieren die Wirkung des körpereigenen Proteins, namens ACE (= Angiotensin-konvertierendes Enzym). ACE ist jedoch für die Bildung des Hormons Angiotensin-II verantwortlich, dass die Blutgefäße verengt und damit den Blutdruck erhöht.

Eine verminderte AT-II-Produktion führt deshalb dazu, dass die Blutgefäße stetig erweitert bleiben und der Blutdruck somit sinkt. ACE-Hemmer gelten ansonsten aber als gut verträglich Die Nebenwirkungen hier könnten Hustenreiz, Veränderungen des Blutes und Nieren- oder Leberprobleme sein.

Außerdem gibt es noch die Diuretika. Der Körper scheidet bei der Einnahme von Diuretika vermehrt Wasser und Salze über die Nieren aus, dadurch sinkt die Flüssigkeitsmenge in den Blutgefäßen und ebenso der Blutdruck. Als Nebenwirkungen von Diuretika können Krampfanfälle, Salzmangel, Wassermangel, Herzrhythmusstörungen und vermehrte Thromboseneigung auftreten.

Ganzheitliche Maßnahmen gegen Bluthochdruck

Was würden Sie davon halten, wenn Sie es gar nicht so weit kommen lassen oder auf natürliche Weise Ihren Blutdruck im „grünen Bereich" halten könnten? Lassen Sie uns diesbezüglich nicht lange herumreden und fangen direkt damit an!

Schritt 1

Grundgedanken ändern – Sie sollen sich nicht darauf konzentrieren, Ihren Blutdruck im „Normalbereich" zu halten, sondern einzig, dass Körper und Organismus gesund, fit und widerstandsfähig bleiben, beziehungsweise werden sollen!

Schritt 2

Gedanken machen – Stellen Sie sich die nachfolgenden Fragen zu Ihrem Körperzustand einmal selbst und beantworten diese spontan und vor allem ehrlich!

- Wie haben Sie bisher gelebt? – Bezüglich der Einnahme von Medikamenten, Ihrer Ernährung und Ihres Trinkverhaltens.
- Was haben Sie bisher falsch gemacht? – Bezüglich der Eigenverantwortlichkeit gegenüber Ihres Körpers.
- Was haben Sie bereits richtig gemacht? Bezüglich der zuvor genannten Themen.
- Haben Sie sich ausreichend bewegt? – Wenn ja, wie oft und wann?

Schritt 3

Pläne schmieden – Schauen Sie in die nähere und entferntere Zukunft und beantworten sich die nachfolgenden Fragen einmal selbst:
- Wie alt möchte ich werden?
- Wie gesund möchte ich sein und werden?
- Kann ich selbst für meinen Körper verantwortlich sein, oder benötige ich dazu professionelle Hilfe?
- Was sind meine gesundheitlichen Ziele?
- Wie kann ich dafür sorgen, dass ich bis an mein Lebensende gesund lebe?

Schritt 4

Rückblende/Nachsorge – Schauen Sie nach 1 bis 2 Jahren auf die vergangene Zeit zurück. Können Sie sich selbst auf die Schulter klopfen? Sind Sie gesünder, fitter und widerstandsfähiger als zuvor? Kann Ihnen das Ihr Hausarzt vielleicht bestätigen?
Wenn Sie diese Fragen positiv für sich beantworten können, dann haben Sie es geschafft und können beruhigt und mit einem vor Gesundheit strotzenden Körper weiter in die Zukunft gehen und Ihren eingeschlagenen Kurs beibehalten.

Gewicht reduzieren

Viele Menschen, die unter Bluthochdruck leiden, sind übergewichtig. Jedes Kilo, das wir zu viel mit uns rumschleppen, muss vom Körper versorgt werden und belastet unseren Blutkreislauf. Eine Vielzahl verschiedener Studien hat bewiesen, dass eine Reduzierung des Körpergewichtes den Blutdruck sinken lässt. Schon ein Gewichtsverlust von 4 Kilogramm hat den systolischen Blutdruck durchschnittlich um 2,5 mmHg, den diastolischen Blutdruck um 2 mmHg sinken lassen.

Die richtige Ernährung

Dass auf eine salzarme Ernährung zu achten ist und dass auch Genussmittel wie Zucker, Koffein, ungesunde Fette und Alkohol minimiert werden sollten, haben Sie schon in diesem Ratgeber lesen können. Aber was können Sie zu sich nehmen, was sich positiv auf Ihren Blutdruck auswirkt?

Wasser trinken

Es ist erwiesen, dass der Blutdruck steigt, wenn zu wenig Wasser getrunken wurde und der Flüssigkeitsgehalt im Körper sinkt. Deswegen sollte jeder darauf achten, täglich mindestens 1,5-2 Liter Wasser zu trinken. Das ist für Ihren Blutdruck sehr förderlich. Stilles Wasser ist für den Organismus besser verträglich als kohlensäurehaltiges Wasser.

Blut spenden

Mehrere Studien haben im Zusammenhang auf die gesundheitsförderlichen Auswirkungen des Blutspendens ergeben, dass durch das Blutspenden der Blutdruck langfristig gesenkt werden kann. Eine Studie davon ist an der Charité in Berlin gemacht worden. [2] Es wurde in der Studie festgestellt, dass der Blutdruck signifikant über einem Zeitraum von bis zu 6 Wochen nach der Blutspende gesenkt werden konnte.

Sollten sie aus gesundheitlichen Gründen nicht Blut spenden dürfen, gibt es auch die Möglichkeit des Aderlasses. Diese Methode ist heutzutage nicht mehr so gängig, aber hat die gleiche Wirkung wie die Blutspende. Sprechen Sie mit Ihrem Arzt darüber.

Entspannungsübungen

Autogenes Training, Meditation und auch Yoga sind sehr gute Entspannungstechniken und Methoden, die nachweislich den Blutdruck senken können. Da Meditation und Yoga in gewisser Weise einen spirituellen Hintergrund haben und beim Yoga eine gewisse Gelenkigkeit vonnöten ist, gehe ich hier nur auf das Autogenes Training ein.

Schon 1992 wurde in „Der praktische Arzt" veröffentlich und nachgewiesen, dass autogenes Training den Blutdruck senkt. [3]
Autogenes Training ist eine Entspannungstechnik, die auf Autosuggestion beruht. Das bedeutet, man versetzt sich durch zu sich selbst in Gedanken gesagten Sätzen in einen Zustand der völligen Entspannung. Das autogene Training ist in wenigen angeleiteten Stunden leicht zu erlernen.

Es gibt auch eine Vielzahl von Büchern und CDs, um sich das autogene Training selbst beizubringen. Auch einige Krankenkassen bieten kostenlose Kurse an, um diese gesundheitsfördernde Entspannungsmethode zu erlernen. Fragen Sie am Besten bei Ihrer Krankenkasse nach, ob sie Kurse anbietet oder bezuschusst.

Traditionelle Chinesische Medizin (TCM)

Die bekannteste Heilmethode der TCM ist die Akkupunktur. Laut einer deutschen Forschergruppe lässt sich bei der richtigen Behandlung mit den Nadeln der Blutdruck senken [10]. Dies haben die Forscher an 150 Probanden herausgefunden, die an Hypertonie litten. Während der sechswöchigen Behandlung sank der Blutdruck signifikant, doch nachdem die Behandlung beendet wurde, stieg dieser wieder auf den Ursprungswert zurück. Akkupunktur ist laut dieser Studie nur zur kurzfristigen Absenkung des Blutdrucks geeignet und nicht zur Dauerbehandlung. Trotzdem übernehmen einige Krankenkassen die Kosten für Akkupunkturbehandlungen.

Viel Obst und Gemüse

Dass jeder reichlich Obst und Gemüse essen soll, ist ja allgemein bekannt. Die Deutsche Gesellschaft für Ernährung empfiehlt mindestens 5 Portionen Obst und Gemüse. Wobei mehr Gemüse als Obst zu sich genommen werden soll. Eine Portion ist eine Handvoll.

Wenn Sie schon so viel " Grünzeug " zu sich nehmen, dann wollen Sie doch sicher sein, dass in dem Obst und Gemüse noch alle Vitamine und Mineralstoffe enthalten sind.

Achten Sie darauf, dass Ihr Obst und Gemüse frisch ist, kurze Transportwege zurückgelegt hat, sprich, bevorzugen Sie Obst und Gemüse aus Ihrer Region und am besten aus biologischem Anbau. Doch hier wird es im Winter schon schwierig, seinen Vitaminhaushalt mit frischem Obst und Gemüse ausreichend zu decken. Leider ist es auch so, dass die heutigen hochgezüchteten Sorten kaum mehr so viel Vitamine enthalten wie früher

.

Das Obst und Gemüse sollte am besten roh verzehrt oder sehr schonend zubereitet werden, denn zu lange und heiße Kochzeiten zerstören den Vitamingehalt der Lebensmittel sehr.

Viele Ernährungswissenschaftler empfehlen, dass man 7-9 Portionen Obst und Gemüse in 5 verschiedenen Farben pro Tag zu sich nehmen sollte, damit ein gesunder Körper alles erhält, was er benötigt. Bluthochdruckpatienten bräuchten wahrscheinlich noch mehr, aber die für diese Gruppe benötige Menge an Obst und Gemüse würde hier dann zur Gewichtszunahme führen, was dann wieder kontraproduktiv für den Bluthochdruck ist.

Gesunde Fette und Öle

Dass zu fettes Essen nicht förderlich für den Blutdruck und dass Übergewicht im Allgemeinen ungesund ist, weiß inzwischen jedes Kind. Trotzdem sind nicht alle Fette und Öle schlecht für uns.

Ein hoher Anteil von Omega-3-Fettsäuren in den Ölen und Fetten hilft unserem Körper, den Blutdruck zu senken. Forscher haben herausgefunden, dass Omega-3-Fettsäuren aus Fischölen sich noch positiver auswirken als aus pflanzlichen Ölen.

Omega-3-Fettsäuren

Omega-3-Fettsäuren unterstützen Ihr Abwehrsystem, begünstigen einen gesunden Stoffwechsel, schützen vor Infektionen und Entzündungen und produzieren Hormone. Vor allem in verschiedenen pflanzlichen und tierischen Produkten ist Omega-3 enthalten, besonders reichhaltig jedoch im Fisch.

Darüber hinaus erweitert Omega-3 die Blutgefäße, das wiederum den Blutdruck senkt, dieses wurde auch in einer Studie 2014 bestätigt [1]

Die folgenden Nahrungsmittel sind sehr reichhaltig an gesunden Omega-3-Fettsäuren:
Thunfisch, Lachs, Hering, Sprotte, Makrele, Leinöl, Hanföl, Walnussöl, Rapsöl, Chiasamen, Leinsamen, Avocado, Walnüsse

Vitamin C

Das Vitamin C ist das bekannteste Antioxidant und Vitamin, das wir kennen. Vitamin C ist für sehr viele biochemische Prozesse in unserem Körper zuständig.

Deswegen ist eine ausreichende Versorgung von Vitamin C so wichtig. Die DGE schreibt in ihrer Empfehlung, dass 80 mg pro Tag ausreichend für eine gute Versorgung ist, wenn man gesund ist. Ausreichend bedeutet aber auch Schulnote 4. Mit einer Note 4 waren wir früher doch selten zufrieden.

Ich nehme täglich 500 mg Vitamin C aus natürlichen Nahrungsergänzungsmitteln zu mir.

Es wird angenommen, dass Vitamin C eine Erhöhung von Stickstoffmonoxid bewirkt und dieser Umstand wiederum die Blutgefäße erweitert und den Blutdruck sinken lässt. Die blutdrucksenkende Wirkung von Vitamin C wurde auch in einer Metastudie [4] festgestellt.

Folgende Lebensmittel sind besonders reichhaltig an Vitamin C: Acerola-Kirsche, Hagebutte, Sanddornbeere, Paprika, Brokkoli, Grünkohl, Rosenkohl, Erdbeere und Zitrone.

Magnesium

Nicht nur für unsere Muskeln ist Magnesium sehr wichtig. Ebenfalls sind positive Wirkungen bei den folgenden Bereichen nachgewiesen worden:

- gehört zum Erhalt normaler Knochen und Zähne.
- verringert Müdigkeit und Erschöpfung.
- fördert eine normale Funktion des Nervensystems.
- lindert Migräne
- mindert Beschwerden des PMS (= Prämenstruelles Syndrom)
- zeigt positive Wirkung bei Diabetes.

Außerdem wurde in einer Auswertung mehrerer Studien festgestellt, dass eine Einnahme von Magnesium als Nahrungsergänzungsmittel sowohl den oberen als auch den unter Wert des Blutdruckes um 20 mmHG senken kann. Durch die Einnahme geeigneter Magnesiumpräparate kann die Verkalkung reduziert werden. [6]
Magnesiumreiche Lebensmittel sind: Sonnenblumenkerne, Leinsamen, Hasel-, und Erdnüsse, ungeschälter Reis, Bananen und Zartbitterschokolade.

Coencym Q10

Coenzym Q10 ist mehr als nur ein Anti-Falten Mittel - Das Coenzym Q10 wird in unserem Körper als Energieversorger benötigt und aktiviert das Immunsystem, stärkt das Herz und die Nerven und steigert darüber hinaus die Fettverbrennung. Bei Durchführung mehrerer kleiner Studien [5] wurde festgestellt, dass durch die Einnahme von Coeznym Q10 im Vergleich zur Placebo-Gruppe, den Blutdruck sowohl des systolischen (im Durchschnitt um 12 mmHg) als auch des diastolischen (im Durchschnitt um 6 mmHg) gesenkt wurde.

Der positive Effekt dieser Untersuchungen durch die Einnahme von Coenzym Q10 auf soll größer angelegten Studien bestätigt werden.
Besonders reichhaltig an Coencym Q10 ist Fleisch, fettiger Fisch wie Hering, Makreleund Sardinen, Olivenöl, Pistazien, Kartoffeln, Spinat, Rosenkohl und Brokkoli

Knoblauch

Seit langem ist es schon bekannt, dass eine **direkte Verbindung** zwischen Knoblauch und Bluthochdruck besteht. **Mehrere Studien** haben bisher bewiesen, dass die Knoblauchpflanze mehrere Eigenschaften besitzt, die sowohl direkt als auch indirekt dabei helfen können, den arteriellen Blutdruck zu senken. Knoblauch hilft den Bluthochdruck indirekt zu senken, indem er verhindert, dass sich **Blutgerinsel** in den Blutgefäßen bilden können.

Knoblauch kann mit einer Reihe wertvoller sekundärer Pflanzenstoffe wie Polyphenolen oder Sulfiden auftrumpfen. Zusätzlich nutzen unsere roten Blutzellen die chemischen Substanzen des Knoblauchs, dem Schwefelwasserstoff, als Botenstoff.

Dieses entspannt die Blutgefäße und verbessert dadurch die Blutzirkulation in unserem Körper. Durch den aus dem täglichen Verzehr von Knoblauch entstehenden Mundgeruch, den einige unserer Mitmenschen als unangenehm empfinden, empfehle ich, Knoblauchextrakt als natürliches Nahrungsergänzungsmittel einzunehmen.

Vitamin D

Vitamin D ist etwas ganz Besonderes - Der Körper kann es nämlich mit Hilfe von Sonnenlicht selbst produzieren.

Menschen, die regelmäßig draußen sind, können bis zu 80 bis 90 Prozent des Bedarfs an Vitamin D über das auf die Haut aufgenommene Sonnenlicht, selbst

produzieren. Die restlichen 10 bis 20 Prozent werden über Lebensmittel, wie durch fette Fischsorten, zum Beispiel Lachs, Hering oder Makrele abgedeckt – Aber auch Leber, Eigelb und einige Speisepilze enthalten ausreichend Vitamin D, das unserem Körper zugutekommt. Es ist aber heute so, dass sich die meisten Menschen tagsüber bis zu 80% in geschlossenen Räumen aufhalten. Und sollten wir dann doch mal draußen sein, lässt sehr oft das Wetter es nicht zu, dass wir uns unserer Kleider entledigen und Vitamin D durch das Sonnenlicht über die Haut tanken können.
Einen niedrigen Vitamin-D-Gehalt im Blut lässt die Blutgefäße verdichten und dadurch versteifen sich die Arterien. Dies wiederum lässt den Blutdruck steigen.

Das Sonnenvitamin D sollte meiner Meinung nach jeder zumindest im Winterhalbjahr als natürliches Nahrungsergänzungsmittel einnehmen. Meine Familie und ich nehmen es das ganze Jahr hindurch ein.

Folsäure

Folsäure gehört zu den B-Vitaminen und wird teilweise auch Vitamin B9, Vitamin M oder Vitamin B11 genannt. Es ist sowohl wasserlöslich als auch hitze- und lichtempfindlich und ein äußerst wichtiger Baustein von Wachstums- und Zellteilungsprozessen.

Ebenfalls können Blutarmut und Schleimhautveränderungen die Folge eines Mangels an Folsäure sein. Durch fast alle Gemüsesorten, Nüsse und Vollkornprodukte kann man dem Körper jedoch Folsäure zuführen.

Vitamin B6

Vitamin B6 bestimmt zentrale Abläufe im Stoffwechsel unseres Körpers und wird vor allem benötigt, um Eiweißstoffe umzuwandeln und im Körper einbauen zu können. Auch beim Fettstoffwechsel unterstützt es unserem Körper.

Es steuert die Bildung von Botenstoffen in unserem Nervensystem und hat Auswirkungen auf unser Immunsystem. Außerdem beeinflusst es bestimmte Hormonaktivitäten in unserem Körper. Zu finden ist Vitamin B6 vor allem in stärkehaltigem Gemüse, Avocados, Bananen und Hühnchenfleisch, beziehungsweise Sardinen.

Vitamin B12

Vitamin B12 regelt die Blutbildung, den Energiestoffwechsel, die Nerven und Immunabwehr in unserem Körper. Nur wenn es in ausreichender Menge vorhanden ist, können die dortigen Abläufe ordnungsgemäß funktionieren.

Doch über die Nahrung kann das Vitamin oftmals gar nicht in der ausreichenden Menge aufgenommen werden, weshalb auf Vitamin-B12-Präparate, evtl. nach ärztlicher Absprache, zurückgegriffen werden sollte.
Denn bei einem Vitamin-B12-Mangel entstehen beim Betroffenen belastende Symptome, die nicht nur seine Leistungsfähigkeit beeinträchtigen können, sondern auch sein persönliches Wohlbefinden mindern.

Mehrere Tests haben gezeigt, dass sich eine ausreichende Versorgung von Folsäure, Vitamin B 6 und 12 positiv auf den Bluthochdruck auswirken. Deswegen sollten gerade Bluthochdruckpatienten bei ihrem Arzt ein großes Blutbild inklusive Vitaminspiegel machen lassen, um zu sehen ob die Einnahme von **natürlichen Nahrungsergänzungsmitteln** sinnvoll ist.

Vitamin B12 ist fast ausschließlich in tierischen Lebensmitteln enthalten, deswegen rate ich Veganern und Vegetariern unbedingt, ihren Vitamin-B12-Spiegel im Blut messen zu lassen und gegebenenfalls natürliche Nahrungsmittel einzunehmen.

Kalium

Eine erhöhte Aufnahme von Kalium hat offenbar positive Auswirkungen auf den Blutdruck. Zu diesem Ergebnis kommt die Weltgesundheitsorganisation WHO nach einer neueren Studie. [7]

Die WHO-Wissenschaftler werteten für ihre aktuelle Studie die Erkenntnisse von 33 früheren Forschungsarbeiten aus. Dabei kamen sie zur Erkenntnis, dass eine erhöhte Kaliumaufnahme bei Erwachsenen den systolischen um rund 3,49 mm Hg und den diastolischen Blutdruck um 1,96 mm Hg bei Probanden mit Bluthochdruck reduziert.

Bei Probanden, die einen normalen Blutdruck hatten, konnte eine Absenkung des Blutdruckes durch die erhöhte Kaliumeinnahme nicht festgestellt werden.

Negative Auswirkungen auf die Nierenfunktion durch die erhöhte Kaliumeinnahme wurden dabei nicht festgestellt.

Kalium ist hauptsächlich in vielen Gemüse- und Obstsorten wie Tomaten, Bananen, Zitrusfrüchten, Trockenobst und Hülsenfrüchten enthalten. Getrocknete Pfifferlinge haben mit den höchsten Kaliumgehalt.
Eine erhöhte Kaliumzufuhr über die Ernährung kann den Blutdruck senken. Auch in Apfelessig ist sehr reichhaltig an Kalium. Schon ein Teelöffel Apfelessig am Morgen kann den Blutdruck senken.

Nitrat

Das goldene Trio Rucola, Spinat und Rote Bete senken den Bluthochdruck. Wissenschaftler der Universität Maastricht haben entdeckt, dass dieses Gemüse den Blutdruck innerhalb von nur fünf Stunden senken kann [9]! Hierbei spielt ein bestimmter Inhaltsstoff eine wichtige Rolle.
Nitrat ist in fast allen Gemüsesorten zu finden. Aber besonders in Rucola, Spinat und Roter Beete. Der Körper wandelt diese Substanz in Stickstoffmonoxid um, was positive Auswirkungen auf den Blutdruck hat.
Isst man pro Woche mindestens viermal 100 bis 200 Gramm Spinat, Rucola oder Rote Beete, wird sich der Blutdruck laut Wissenschaftler senken.

Nitratreiches Gemüse:
Rucola hat den höchsten Nitratwert und ist somit der Spitzenreiter unter den Gemüsesorten, doch nicht jeder mag Rucola. In folgenden Kohl und Gemüsesorten ist auch viel Nitrat enthalten:

Chinakohl, Endiviensalat, Sellerie, Spitzkohl, Mangold, Pak Choi, Brunnenkresse, Kohlrabi, Fenchel und alle anderen Salatarten

Natürliche Nahrungsergänzungsmittel

Wenn wir uns jetzt anschauen, was wir alles am besten täglich zu uns nehmen sollten, um den Blutdruck durch die natürliche Zufuhr von Omega3 Fettsäuren, den Vitaminen C, D, B6 und B12 sowie Folsäure, Magnesium, Kalium, Nitrat und Knoblauch, dann müssen wir feststellen, dass ein Mensch unter normalen Umständen gar nicht so viel essen kann, um sich ausreichen zu versorgen.
Es ist nicht leicht, bzw. in meinen Augen über das ganze Jahr hinweg sogar unmöglich, sich gesund und reichhaltig zu ernähren.

Deshalb haben meine Familie und ich uns schon vor vielen Jahren entschieden, natürliche Nahrungsergänzungsmittel einzunehmen. Wir schaffen es auch nicht, obwohl wir schon auf unsere Ernährung achten, die empfohlenen Mengen an Obst, Gemüse und gesunden Ölen zu uns zu nehmen. Wir haben uns aus mehreren Gründen entschieden, natürliche Nahrungsergänzungen zu einzunehmen und nicht die synthetischen aus dem Drogeriemarkt.

Warum nur natürliche Nahrungsergänzungsmittel?
Die komplexe Nährstoffstruktur eines natürlichen Vitamins hilft dem Körper, die richtige Menge des benötigten Vitamins aufzunehmen.

Es besteht selten die Gefahr der Überdosierung. Der Körper erkennt in der Regel, wann der Bedarf gedeckt und er ausreichend versorgt ist. Die eventuell überschüssige Menge natürlicher Vitamine wird einfach ausgeschieden und richtet keinen Schaden an.

Wenn über die Verstoffwechselung von Vitaminen gesprochen wird, hören wir immer wieder den Begriff der Bioverfügbarkeit. Was bedeutet das genau?

Ganz einfach erklärt, ist die Bioverfügbarkeit die Einheit in Prozent, die angibt, wie viele Anteile des Mineralstoffes oder Vitamin bei einer oralen Einnahme, z.B. einer Kapsel, verstoffwechselt werden und den Blutkreislauf erreichen. Die Bioverfügbarkeit wird mit unterschiedlichsten Messmethoden ermittelt.

Die Bioverfügbarkeit ist die wichtigste Größe, wenn es um die Qualität und die Effizienz der Nährstoffe und ihrer Aufnahme in unserem Körper geht. Studien [8] haben z.B. belegt, dass die Aufnahme von Vitamin C aus natürlichem Citrusextrakt um 35% höher ist als im Vergleich zur synthetischen Ascorbinsäure. Von künstlichen Vitaminen landen sehr oft mehr Wirkstoffe in der Toilette, als dass sie verstoffwechselt werden. Aufgrund der höheren Aufnahme unseres Blutkreislaufes haben natürliche Vitamine eine viel bessere und effektivere Wirkung als synthetische aus dem Labor.

Außerdem gibt es natürliche Nahrungsergänzungsmittel, bei denen auch die Pflanzenbegleitstoffe mit in die Presslinge und Kapseln verarbeitet werden.

Bisher wurden noch nicht alle gesundheitlichen Aspekte erforscht, auf welche Weise sich Pflanzenbegleitstoffe positiv auf unsere Gesundheit auswirken. Die Forschung ist sich aber sicher, dass die Pflanzenbegleitstoffe ebenso wichtig für den

Körper zu sein scheinen wie die einzelnen Vitamine und Mineralstoffe.

Bei den synthetischen ist es so, dass sich der Körper fragt, was er da gerade bekommt, weil er die Bausteine des künstlichen Vitamins nicht kennt also auch nicht erkennt. Somit wird nur ein minimaler Anteil, bei einigen Produkten lediglich 1-2 %, vom Körper als Vitamin oder Mineral erkannt und verstoffwechselt und der Großteil bleibt für den Körper unerkannt und wird bestenfalls schadlos aber eben auch nutzlos vom Körper wieder ausgeschieden. Leider schaden einige synthetische Nahrungsergänzungsmittel dem Körper nicht unerheblich.

Schüssler-Salze

Viele Heilpraktiker schwören auf die Wirkung von Schüssler-Salzen, obwohl es noch keine eindeutigen wissenschaftlichen Belege über die Wirksamkeit gibt. Schüssler-Salze sind weitestgehend frei von Nebenwirkungen. Er werden oft die Schüssler-Salze Nr. 3,5,7,8,15,16 und 25 zur Blutdrucksenkung empfohlen

Darmsanierung

Als „Darmsanierung" bezeichnet man den Wiederaufbau einer eigentlich gesunden Darmflora, in der sich die Mikroorganismen im Gleichgewicht befinden sollten. Gründe für eine Darmsanierung sind unter anderem eine anhaltende Verdauungsstörung, wie Durchfall und Verstopfung oder ein erhöhtes Risiko für Infektionen. Während jeder Antibiotikabehandlung ist eine Probiotika-Behandlung angeraten, denn Antibiotika zerstört die Darmflora. Da dies allgemein bekannt ist, ist es umso unverständlicher, meines Erachtens sogar in manchen Fällen auch schon grob fahrlässig, dass von nur wenigen Schulmedizinern darauf hingewiesen wird. Dass die Kassen dafür nicht bezahlen, die Darmflora gesund zu erhalten, bleibt mal dahingestellt und wird an anderer Stelle diskutiert. Mehrere Studien [10] haben erwiesen, dass eine gesunde Darmflora sich positiv auf den ganzen Organismus auswirkt.

Nur ein gesunder Darm kann alle Nährstoffe aufnehmen, die wir unserem Körper zuführen. Probiotika können vor Asthma, Allergien und Hauterkrankungen schützen. Aus diesem Hintergrund, der allgemeinen positiven Wirkung auf den Körper, geht man davon aus, dass Probiotika den Blutdruck sinken lassen, was in mehreren Metastudien herausgefunden wurde.

Was gilt es jetzt zu tun?

Wie oben schon in den einzelnen Punkten beschrieben können viele kleine Maßnahmen helfen, den Bluthochdruck zu senken. Ich fasse hier alles nochmal kurz zusammen und ergänze auch noch ein paar Maßnahmen, die zur Blutdrucksenkung beitragen können:

- Reduzieren Sie Ihre Salzaufnahme. Würzen Sie lieber mit Kräutern und Gewürzen. Bitte nehmen Sie keine Gewürzmischungen, denn dort ist oft sehr viel Salz enthalten!

- Reduzieren Sie Ihr Gewicht!

- Hören Sie sofort auf zu rauchen!

- Bewegen Sie sich so viel wie Sie können! Jeder Weg mit dem Fahrrad oder zu Fuß wird Ihrer Gesundheit guttun. Es ist hilfreich, wenn man sich einer Gruppe anschließt und dadurch feste Termine hat, an denen man Sport treibt. Ausdauersport ist für hohen Blutdruck besser als Kraftsport. Denn beim Kraftsport kommt es zu kurzen sehr hohen Anstrengungen, die den Puls und auch den Blutdruck steigen lassen. Verwenden Sie beim Joggen oder Walken eine Pulsuhr und achten Sie darauf, dass Ihr Puls nicht zu hoch ist. Welche Pulsfrequenz für Sie beim Sport die richtige ist, klären Sie bitte bei einem Arztbesuch ab.

- Achten Sie auf Ihre Ernährung! Viel Obst und Gemüse sowie gesunde Fette aus guten Ölen und Seefisch wirken sich positiv auf Ihren Blutdruck aus.

- Vermeiden Sie Omega-6-Fette und Zucker! Alkohol, Lakritz und Koffein sollten Sie auch nur in geringen Mengen zu sich nehmen, wenn Sie unter Bluthochdruck leiden.

- Sollten Sie durch Ihre Ernährung nicht mit ausreichenden Vitaminen und Mineralstoffen und gesunden Fetten versorgt sein, ergänzen Sie Ihre Ernährung nur mit **natürlichen** Nahrungsergänzungsmitteln!

- Machen Sie eine Darmsanierung!

- Gehen Sie zur Blutspende oder sprechen Sie mit Ihrem Arzt über einen Aderlass, falls Sie kein Blut spenden dürfen!

- Minimieren Sie Ihren Stress und beschäftigen Sie sich tatsächlich mit den oben beschriebenen Schritten! Denn nur, wenn Sie wirklich den Willen haben, Ihren Bluthochdruck zu senken, ohne Medikamente dafür einnehmen zu müssen, werden Sie die richtige positive Einstellung zu Ihrem Körper bekommen.

- Machen Sie Autogenes Training! Das sind spezielle Entspannungsübungen, deren positiver Einfluss auf Bluthochdruck in mehreren Studien nachgewiesen wurde.

- Suchen Sie einen Heilpraktiker auf, um sich auch nach weiteren alternativen Heilmethoden zu erkundigen

Schlusswort

Sie haben jetzt die wesentlichsten und wichtigsten Grundlagen, Fakten, Hinweise, Hilfestellungen und Tipps rund um das Thema Bluthochdruck erhalten. Es ist hierbei nicht notwendig gewesen, dass Sie bereits ein betroffener Patient von Bluthochdruck sind oder waren, alleine das Interesse hat gezeigt, dass Ihnen Ihr Körper wichtig ist und nur das zählt!
Ich würde mich freuen, wenn Sie aus dieser Broschüre den einen oder anderen Tipp umsetzen können und sich ihr Blutdruck dadurch senken wird.
Natürlich sollten Sie alle Maßnahmen, die Sie in Erwägung ziehen, vorher mit Ihrem Arzt besprechen.
Ein gesunder Mensch muss nämlich nicht von Geburt an gesund sein – Auch ein späteres Umdenken, dass man seinen Körper und damit sein eigenes Leben mehr wertschätzt und entsprechende Dinge ändert, ist für jeden von uns erstrebenswert.
Der Körper verzeiht viel und eine gesunde Lebensweise anzugehen, ist nie zu spät.

Ich hoffe auf jeden Fall, dass Sie viel für sich aus diesem Ratgeber herausziehen konnten und für sich zu nutzen wissen.
Bleiben Sie gesund!

Impressum & Haftungsausschluss

1. Auflage 2018

Die Inhalte dieses E-Books wurden mit großer Sorgfalt erstellt. Für die Richtigkeit, Vollständigkeit und Aktualität der Inhalte kann ich jedoch keine Gewähr übernehmen.

Die in diesem E-Book zur Verfügung gestellten Inhalte sind sorgfältig erarbeitet. Auch wenn die hier aufgezeigten Methoden in vielen Studien belegt haben, dass sie den Blutdruck senken, kann das nicht für jeden Garantiert werden. Sprechen sie alle Möglichkeiten mit Ihrem Arzt ab, um Ihren Blutdruck zu senken.

Die Autorin dieses Buches ist keine Ärztin.

Die bereitgestellten Informationen und Inhalte des E-Books dienen zur Unterhaltung und der allgemeinen unverbindlichen Unterstützung der Ratsuchenden.

Sie stellen insbesondere nur die persönlichen Erfahrungen und Meinungen des Autors dar.

Es wird keine juristische Verantwortung oder Haftung übernommen, sollten es bei den Lesern zu einem gesundheitlichen Schaden kommen, der aus denen hier beschrieben Ratschlägen und Empfehlungen herrührt.

Das Buch verweist auf Inhalte anderer Webseiten. Der Autor erklärt hiermit, dass zum Zeitpunkt der Linksetzung, keine Ihm bekannten illegalen Inhalte auf den verlinkten Webseiten erkennbar waren. Auf die verlinkten Seiten hat der Autor keinen Einfluss. Für illegale, fehlerhafte oder unvollständige Inhalte und für Schäden, die aus der Nutzung der verlinkten Seiten entstehen, haftet nicht der Autor dieses Buches.

Kontakt: Violetta Süß vertreten durch Tore Bornholdt, Glinder Weg 24a, 25436 Moorrege,
torebornholdt@gmail.com

Quellenangaben:

[1] Miller PE et al.; Long-Chain Omega-3 Fatty Acids Eicosapentaenoic Acid and Docosahexaenoic Acid and Blood Pressure: A Meta-Analysis of Randomized Controlled Trials. American Journal of Hypertension. Published online March 2014

[2] https://onlinelibrary.wiley.com/doi/abs/10.1111/trf.13428

[3] http://www.praxis-escher.de/ATundHypertonie.htm

[4] Authors: S.P. Juraschek, E. Guallar, L.J. Appel, E.R. Miller III "Effects of vitamin C supplementation on blood pressure: a metaanalysis of randomized controlled trials" American Journal of Clinical Nutrition Published online ahead of print, doi: 10.3945/ajcn.111.027995

[5] Rosenfeldt FL et al.: Coenzyme Q10 in the treatment of hypertension: a meta-analysis of the clinical trials; J Hum Hypertens. 2007 Apr; 21(4): 297-306

[6] Teragawa H, Matsuura H, Chayama K, Oshima T. Mechanisms responsible for vasodilation upon magnesium infusion in vivo: clinical evidence. Magnesium research : official organ of the International Society for the Development of Research on Magnesium. 2002 Dec;15(3-4):241-6. PubMed PMID: **12635879**.

[7] Aburto N.J. et al. : Effect of increased potassium intake on cardiovascular risk factors and disease: systematic review and meta-analyses. In: BMJ 2013; 346, doi.org/10.1136/bmj.f1378

[8] Thiel R.J., Natural Vitamins May Be Superior to Synthetic Ones. Medical Hypotheses, 2000; 55(6):461-469

[9] Andrew J. Webb; Nakul Patel; Stavros Loukogeorgakis; Mike Okorie; Zainab Aboud; Shivani Misra; Rahim Rashid; Philip Miall; John Deanfield; Nigel Benjamin; Raymond MacAllister; Adrian J. Hobbs; and Amrita Ahluwalia
Acute Blood Pressure Lowering, Vasoprotective, and Antiplatelet

Properties of Dietary Nitrate via Bioconversion to Nitrite
Hypertension (2008)
Published online before print, February 4, 2008, doi:
10.1161/HYPERTENSIONAHA.107.103523

[10] Lewis JD, Chen EZ, Baldassano RN, Otley AR, Griffiths AM, Lee D, Bittinger K, Bailey A, Friedman ES, Hoffmann C, Albenberg L, Sinha R, Compher C, Gilroy E, Nessel L, Grant A, Chehoud C, Li H, Wu GD, Bushman FD. Inflammation, Antibiotics, and Diet as Environmental Stressors of the Gut Microbiome in Pediatric Crohn's Disease. Cell Host & Microbe. 2015 Oct 14;18(4):489-500. doi: 10.1016/j.chom.2015.09.008. PubMed PMID: **26468751**

[11] https://www.ncbi.nlm.nih.gov/pmc/articles/PMC3561616/

21020401R00028

Printed in Great Britain
by Amazon